# DES SOURDS-MUETS.

## ESQUISSE HISTORIQUE

DU

# SURDI-MUTISME

PAR

## M. le Prof. KILIAN.

---

## DISCOURS

PRONONCÉ A L'INAUGURATION DE L'ÉTABLISSEMENT DES JEUNES SOURDS-MUETS
ET AVEUGLES PROTESTANTS DE FRANCE,

**Fondé à Saint-Hippolyte-du-Fort ( Gard ).**

« Ouvre ta bouche en faveur du muet et pour le
» droit de tous les innocents qui s'en vont périr.»
( PROV., XXXI, 8.)

---

Au profit des pauvres Sourds - Muets protestants de France.

PRIX : 50 CENTIMES.

---

TOULOUSE,
IMPRIMERIE DE A. CHAUVIN,
RUE MIREPOIX, 3.

1856.

# PRÉFACE.

La France protestante vient d'être dotée de sa première maison de charité en faveur des quatre mille
sourds-muets et aveugles , délaissés pour la plupart au
sein de nos Eglises , dans un navrant état d'ignorance
et d'abrutissement moral.

Cet humble asile a été solennellement consacré au
Seigneur , jeudi le 9 octobre 1856. Et à l'occasion de
cette touchante fête de famille, nos coreligionnaires
du Midi se sont empressés de reconnaître ces infortunés enfants pour les cohéritiers d'une même foi et de
les adopter pour les rachetés d'un même Sauveur.

Pleinement pénétrée de la mission efficace de cette
œuvre excellente, l'assemblée exprima, par l'organe de
M. G. Monod, le fervent désir de faire imprimer et répan-

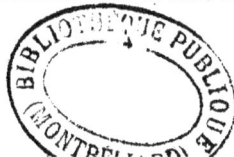

dre ce discours au milieu de nos populations protestantes, afin de hâter le jour de délivrance de cette classe
déshéritée et d'avancer parmi ces malheureux le règne
de la grâce divine.

Que le Seigneur veuille bénir nos efforts et réaliser
ce pieux vœu de nos cœurs!

Prof. KILIAN.

Saint-Hippolyte-du-Fort, 15 novembre 1856.

# A M. SARDINOUX,

Professeur à la Faculté de Théologie de Montauban, Président honoraire du Comité
central de l'établissement des Sourds-Muets et Aveugles, fondé à
Saint-Hippolyte-du-Fort (Gard).

AMI ET CHER FRÈRE !

En consacrant la première page de ce discours au souvenir de notre amitié ,
je voudrais moins m'acquitter d'une dette personnelle que vous offrir les sentiments de la reconnaissance publique qui vous est acquise , en témoignage de
votre noble et généreuse initiative en faveur de la fondation de cet asile !

Ce fut en 1854 que vous avez doté de l'efficace de votre amour fraternel
un premier jeune membre de la grande famille de nos infortunés sourds-muets.

Il nous a suffi de vous faire pressentir toutes les souffrances amères et imméritées de cette classe malheureuse pour vous faire embrasser ses intérêts sacrés avec un saint élan de cœur, et votre bouche s'est ouverte en faveur de ces milliers d'innocents qui s'en allaient périr !

Vous n'avez cessé de sympathiser aux aspirations intimes de mon cœur, d'encourager les humbles efforts de mon ministère laborieux et de secourir mes pauvres enfants adoptifs pendant nos jours de détresse. Mes espérances et mes joies, mes épreuves et mes douleurs, vous les avez faites les vôtres !

Et c'est après avoir coopéré, dans le silence de plusieurs années, par la communion de la prière, à l'enfantement de cette œuvre de foi et de charité, que le Seigneur a daigné couronner le lien de notre amitié par une sainte et éternelle alliance avec nos pauvres sourds-muets protestants de France !

Béni soit le nom de l'Eternel !

# ESQUISSE HISTORIQUE

DU

# SURDI-MUTISME.

---

MESSIEURS,

Amis dévoués, autant que nous, de l'humanité souffrante, c'est avec un profond sentiment de joie et de reconnaissance que vous devez saluer l'œuvre rédemptrice de nos sourds-muets protestants de France. Vous êtes heureux de venir implorer la bénédiction du Seigneur sur cet humble asile, le premier consacré à l'éducation de cette classe délaissée au sein de nos Eglises. Et, en présence de ces chers enfants, il vous semble un véritable privilége d'être appelés à faire prévaloir, par vos témoignages publics de sympathie, les droits sacrés de l'infortune, et à contribuer, par l'effusion de votre charité, au soulagement de leurs souffrances.

La grandeur et l'excellence de la sainte cause de nos infortunés sourds-muets, que nous embrassons tous, avec un même élan de cœur, subjugue nos esprits, à la puissance d'un même sentiment de foi inébranlable dans le glorieux succès de la pieuse fondation que nous venons de consacrer à l'Eternel. Et, saisis d'une touchante commisération pour le navrant sort de ces milliers d'infortunés, vous sympathisez à nos espérances légitimes; et vous vous associez à notre sainte lutte, contre les injustices d'un passé de préventions; et vous marchez avec nous, sous le commandement d'un même chef, à l'immortelle conquête de l'émancipation religieuse et sociale de nos sourds-muets protestants de France.

La réhabilitation des sourds-muets, au sein des sociétés chrétiennes, ne date que depuis la fin du dernier siècle : jusqu'alors leur vie de souffrance n'est qu'un calvaire, et leur histoire qu'une trame sanglante, longue de six mille années d'injustices. La surdi-mutité est restée un secret impénétrable au génie antique : les populations païennes n'osaient redouter dans le mystérieux silence du malheureux sourd-muet qu'une vengeance terrible de leurs dieux courroucés ; et, subjuguées par ce préjugé barbare, ces tribus idolâtres condamnaient cette grande famille d'infirmes, comme un objet de dégoût et d'horreur, à l'esclavage des ilotes et au martyre des parias.....

Or, vous tracer l'histoire du surdi-mutisme, c'est vous faire juger le procès de l'ignorance et de la barbarie : car le passé, c'est la haine ; et l'avenir, c'est l'amour !

### Le sourd est muet, parce qu'il ne peut pas entendre.

Si le jeune sourd-muet ne parle pas, c'est uniquement parce qu'il ne peut pas entendre la voix de père et mère; et qu'il lui est impossible de répéter des sons articulés dont son ouïe n'a jamais été affectée. Car l'homme ne peut acquérir la parole qu'à la condition qu'elle lui soit transmise ou communiquée. La parole est *révélée*, et cette sainte tradition de l'humanité trouve le plus éloquent avocat de son origine divine dans le silence solennel du pauvre sourd-muet. Pourquoi ne parlerait-il pas comme les autres, si le langage articulé était *inné* à la nature humaine, et si cette puissance originelle pouvait se traduire en acte spontané et instinctif, sans les secours médiateurs de l'éducation ? Il n'y a rien qui s'opposerait en lui à la manifestation de cette parole *native*, imaginée par nos philosophes, puisque ses organes vocaux se prêtent même à l'enseignement du langage artificiel. Ou pourquoi un nourrisson, né de parents français, et élevé par une nourrice allemande ou anglaise, ne se mettrait-il pas à parler spontanément un élégant français, au lieu de s'efforcer à balbutier l'allemand et à bégayer l'anglais? Tous vos éloquents sophismes, ô philosophes! n'avaient pu doter de l'attribut de la parole la jeune sauvage retrouvée dans les déserts des Cévennes, qui était restée sevrée, dès sa tendre enfance, de tout contact humain, et dont l'isolement l'avait réduite, malgré la jouissance du sens auditif, au morne silence d'une sourde-muette de naissance. Vanité des vanités, ô sagesse de l'homme! le seul témoignage d'un enfant infirme confond l'autorité de tes illustres génies, et réduit au néant la gloire de ta science! Mais tel est ton arrêt de mort : ton astre a toujours pâli en vue de Golgotha!

Au lieu de regarder le mutisme comme une conséquence inévitable de l'absence de l'ouïe, les coryphées de la civilisation antique l'attribuèrent, les uns à l'impuissance des facultés intellectuelles, c'est-à-dire à l'idiotie, et les autres cherchèrent à l'expliquer en supposant une lésion organique de l'appareil vocal. Le pauvre sourd-muet ne pouvait donc passer, dans l'opinion erronée de ces grands hommes, que tout au plus pour un automate; et en lui niant, *à priori*, toute possibilité de reconquérir ses priviléges d'homme et de jouir de ses droits de citoyen, ils signèrent, par ce séquestre moral et social, l'arrêt de mort d'un millier d'infortunés; tellement sont terribles les conséquences de la moindre erreur! car l'erreur est sans pitié.

La république de Sparte (900 avant J.-C.) exposa ses jeunes sourds-muets dans les déserts brûlants de ses montagnes, ou les fit mourir dans le gouffre fatal où Lycurgue avait ordonné de jeter tous les citoyens infirmes et incapables de défendre la patrie, les armes à la main.

Le peuple juif attribua la surdi-mutité à un état d'aliéna-
tion, et cette prévention étrange fit subir à ces malheureuses
victimes le sort d'un cruel abandon.

Aristote (350 avant J.-C.), le prince des philosophes grecs,
déclara les sourds-muets de naissance incapables de toute instruction, et il les classa dans la catégorie des idiots. La république de Rome suivit les traces de sa sœur inhumaine de
Sparte, en jetant ses pauvres sourds-muets dans les flots
du Tibre. Lucrèce (50 avant J.-C.), un de ses plus grands
poètes et héritier du préjugé d'Aristote, refusa aux sourds-
muets de naissance la faculté rationnelle de s'acquérir la
moindre connaissance scientifique.

Telle fut la cruelle destinée de ce peuple captif, avant
l'avènement du christianisme. La Parole a été faite chair,
et son « hephphatah » ouvrit l'oreille des sourds et délia la
langue des muets; et les pauvres et les infirmes constituent le
legs sacré de son testament. L'avènement de la charité chrétienne, tel est donc le véritable progrès de la civilisation. Le
moyen-âge l'a scellé par ses hospices et ses monastères, et le
temps moderne le réalise par ses pieuses fondations, consacrées
à l'infortune, dont la généreuse initiative revient surtout aux
nobles inspirations du peuple français. La France est la première nation qui ait consacré un établissement public à
l'éducation des sourds-muets et des aveugles, la première
nation qui ait fondé un asile aux aliénés et un refuge aux
jeunes idiots.

Saint-Augustin (400 après J.-C.), ce grand apôtre du christianisme, qui inaugura son divin ministère en distribuant
tous ses biens aux pauvres ; ce fils repentant de la pieuse Moni-
que ne savait trouver dans son cœur pardonné aucune
parole de consolation pour nos malheureux sourds-muets.
Revêtu de la robe sacerdotale de la grâce et du pardon, ce
père de l'Eglise osait sevrer des milliers de petits enfants
infirmes des bénédictions de l'Evangile qu'il prêchait, et
leur interdire par son anathème le seuil du sanctuaire.
Les sourds-muets de naissance ne sauront pas recevoir la

foi, disait-il ; car la foi nous vient par l'ouïe, et ils ne savent ni lire ni parler.

Au moyen-âge, on attribuait presque généralement la surdi-mutité à l'influence des mauvais esprits, et on traitait nos jeunes sourds-muets comme des possédés du démon. Cette opinion populaire adoucissait singulièrement leur position sociale. Confiés à la protection de la sainte Vierge et des saints, on cherchait à mériter leur guérison par la vénération des reliques de la sainte Croix, et par le don ou le rachat des dispensations miraculeuses dont l'Eglise disposait en faveur de ses membres infirmes.

Les théologiens contemporains de l'abbé de l'Epée (1760) se constituèrent les héritiers de l'autorité de saint Augustin, et en s'appuyant sur la même interprétation erronée de la parole de saint Paul : « la foi nous vient par l'ouïe » (Rom., X, 17.) ils attaquèrent publiquement, comme une folie, les généreux efforts de l'abbé, et condamnèrent son pieux apostolat comme un scandale de l'Eglise.

L'illustre Kant (1780), le père de la philosophie d'Allemagne, décréta des hauteurs de son empire idéal la déchéance intellectuelle et sociale du peuple rejeté des sourds-muets. Les sourds-muets de naissance, dit-il, ne pourront jamais apprendre à parler, ni prétendre à la conquête de la raison humaine.

On ne saurait contester l'influence néfaste de ces coryphées de la philosophie et de l'Eglise sur la réhabilitation tardive et laborieuse de cette classe opprimée. L'opinion erronée de telles autorités a dû fausser la raison publique, et sanctionner l'erreur populaire. Néanmoins, en nous appuyant sur les droits inaliénables de la tendresse maternelle, il est permis de croire à des tentatives heureuses, dans tous les siècles, pour soulager le sort de quelques-uns de ces infortunés. Les annales du surdi-mutisme ne remontent pourtant pas au-delà du septième siècle après Jésus-Christ. Et ces quelques essais isolés devaient nécessairement rester sans efficace, pour l'émancipation universelle des sourds-muets, aussi longtemps qu'ils gémissaient sous le joug du préjugé d'Aristote , et qu'ils erraient dans l'exil sous le ban de saint Augustin.

### Le sourd-muet est un être intelligent et aimant.

On embrasse sous le nom de crétins tous ces êtres scrofuleux et rachitiques dont l'organisme débile et rabougri est réduit à une déplorable prostration de l'économie animale. Le crétinisme est à la fois une infirmité et une difformité du corps humain. On a vu des crétins se faire remarquer par une rare fidélité de la mémoire des lieux ou des personnes ; d'autres se sont même illustrés par d'heureuses dispositions pour les mathématiques et sont parvenus à résoudre avec promptitude jusqu'à des problèmes algébriques. Mais ces exceptions fortuites constituent pour ainsi dire les hommes de génie de cette classe tant disgraciée de la nature, dont la plupart idiots sont en même temps atteints d'une extinction presque complète de la vie intellectuelle.

L'idiotie est une infirmité morale et ne porte aucune entrave au développement normal de l'organisme du corps. Le plus souvent les jeunes idiots cachent le vide et le silence de leur âme sous les dehors les plus trompeurs. L'éclat caractéristique de leurs yeux luisants et glacés semble annoncer un haut degré d'intelligence, et la régularité de leurs physionomies les feront toujours juger à leur avantage. Hélas ! le silence de l'âme engendre inévitablement le mutisme des lèvres. Quoique presque tous les idiots se fassent remarquer par une rare finesse de l'ouïe et un sentiment musical très-prononcé, la plupart n'apprennent pourtant qu'à balbutier quelques phrases inhérentes, ou, semblables à des sourds-muets de naissance , leur langage est réduit à des sons inarticulés.

En présence de ces deux causes originelles et opposées du mutisme, il nous faut bien distinguer entre les IDIOTS-MUETS et les SOURDS-MUETS. Les idiots sont muets sans être sourds , mais les sourds-muets ne sont pas des idiots.

Nous ne nions pas que quelques vallons abruptes des Alpes et des Vosges renferment une catégorie de sourds-muets dont la constitution chétive est atteinte des scrofules, du rachitisme, ou même du crétinisme. Et nous ne cherchons pas à cacher l'existence végétative de quelques autres, dont les facultés morales presque éteintes les rabaissent au niveau des idiots. Mais cette coïncidence affligeante de la surdi-mutité et de l'idiotie sur la tête d'une même victime ne se rencontre que très-rarement; et vouloir ériger une exception en type primordial de la surdi-mutité, ce serait déclarer que tous les sourds-muets sont crétins et idiots : déduction aussi injuste et insensée que si, en rencontrant quelques goîtreux dans les cantons de Berne et du Valais, on voulait faire croire que les vainqueurs de Granson et de Morgarten fussent une nation de crétins.

De même que la cécité n'affecte que l'organe spécial de la vue, et qu'elle ne lèse nullement les facultés intellectuelles des aveugles, dont nous admirons généralement l'esprit de pénétration et l'énergie de volonté; ainsi l'expérience de chaque jour constate que la surdité n'atteint non plus que l'appareil auditif, et qu'elle ne met en danger ni l'économie animale, ni les facultés de l'âme des malheureux qui en sont affectés. Mais la surdi-mutité prend au contraire, dès son début, tous les caractères d'une véritable infirmité morale, en ce que la privation de l'ouïe et de la parole porte une grave atteinte au développement normal de l'intelligence et des sentiments du pauvre sourd-muet, sevré de l'atmosphère morale d'une société qui est la dépositaire de toute vie de lumières. Astreint, dans son isolement, aux seules impressions des sens, ses yeux hagards s'égarent dans le labyrinthe des scènes éphémères du monde, dont aucune voix amie n'a révélé à son âme l'existence du Dieu créateur qui préside à ses fin et origine. Ces esprits hébétés, ne trouvant où se reposer dans ce vaste désert, se replient sur eux-mêmes, et leur âme languissante s'enveloppe dans le silence et le linceul de la mort. Tel est le sort inévitable de tout pauvre sourd-muet qui n'est pas doué d'une intelligence d'élite, et dont l'infirmité n'est pas, dès sa plus tendre enfance, un constant objet de sollicitudes dévouées et éclairées. Ses esprits s'assoupissent, et sa conscience s'émousse, jusqu'à ce qu'il finisse par tomber dans une apathie morale et une torpeur intellectuelle qui ont tous les symptômes apparents de l'idiotie.

En présence du sourd-muet inculte, à l'attitude gauche et penchée, à la démarche lourde et chancelante, à la bouche béante et aux regards hébétés, ne manifestant d'autres besoins que de satisfaire ses appétits, et ne reconnaissant d'autres lois que l'aiguillon de ses instincts impérieux, en présence d'un être tellement déchu de son origine divine, il n'y a rien d'étrange d'adopter des préventions, que des impressions pénibles paraissent pleinement justifier. Toutes les sources de la vie morale semblent taries dans ces âmes désertes, que les doux accents de la tendresse maternelle n'ont jamais ouvertes aux épanchements de l'amour, à l'expression de la confiance, ni aux saints élans de l'amitié. Insensible aux joies et aux souffrances d'autrui, sans espérance d'une vie éternelle qu'il ne pressent pas, sans crainte des châtiments qu'il n'a pas sentis, foulant aux pieds toute loi humaine et divine, dont nul code n'a ranimé sa conscience ; abandonné à des passions indomptables, le sourd-muet inculte de la foule est exposé à tomber dans les plus déplorables égarements, et à commettre les fautes et les crimes les plus répréhensibles. En voici un seul et horrible exemple.

Le sourd-muet Gilbert, âgé de vingt-trois ans, et délaissé sans instruction aucune, demeurait chez son oncle, à Niort, lequel lui avait appris son état de cordonnier. Il arriva que sa tante le surprit un jour au magasin au moment où il cherchait à dérober quelques objets. En lui signifiant par gestes qu'elle le ferait arrêter par les gendarmes de la ville, le jeune voleur chercha à l'intimider en la menaçant de sa terrible vengeance. Les esprits du malheureux Gilbert furent dès ce moment en proie à une haine sourde et mortelle ; et malgré le pardon et l'oubli de la tante, il s'arma d'une criminelle feinte pour mieux assouvir la soif de sang. L'occasion ne manqua pas de se présenter, dans la nuit du 4 au 5 novembre 1838. Le maître cordonnier devait s'absenter pour quelques jours. Gilbert passa les premières vingt-quatre heures dans un grand calme apparent, et s'amusait le soir même de son horrible attentat à distraire comme à l'ordinaire ses deux petits cousins. Vers minuit il se leva, alluma la lampe et ferma la chambre à coucher qu'il partageait avec sa tante, une fille de dix-sept ans et les deux garçons âgés de cinq et six ans. Armé d'un tranchet, il s'élança sur le lit de la pauvre victime et la fit nager dans des torrents de sang. Ce fut en vain que les trois filles, âgées de treize à vingt-trois ans, exposèrent leur vie pour repousser l'assassin. Toute la malheureuse famille, jusqu'aux deux petits enfants même, devinrent les victimes de la rage de Gilbert; et ce ne fut qu'après avoir émoussé sept tranchets sur les corps de ses victimes qu'il prit la fuite, laissant la justice derrière ses traces de sang et de meurtre.

Ainsi dégradés par l'ignorance et le crime jusqu'au dernier échelon de l'existence humaine, ces êtres malheureux ont dû puissamment contribuer à l'enfantement des préventions barbares qui ont compromis pendant tant de siècles les intérêts sacrés de la grande famille des sourds-muets. Mais leur refuser plus longtemps la plénitude de leurs droits, ce serait un véritable fratricide dans une époque où cette classe donne des preuves irrécusables de vie et de progrès. Et nous sommes vraiment tout particulièrement privilégiés d'être appelés à amener tant d'intelligences captives et abruties à la liberté de la conscience et à la lumière de l'Evangile, et de faire rejaillir dans des milliers de jeunes âmes opprimées les sources vives de la foi, de l'espérance et de la charité.

Illustre Aristote, viendrais-tu encore confondre les pauvres sourds-muets avec les idiots si tu sentais tes esprits captivés et ton imagination éblouie par la pantomime expressive et éloquente du vénérable Berthier de Paris? Ne serais-tu pas confus de ton funeste aveuglement, si à la vue du langage touchant et onctueux de l'orateur sourd-muet, ton âme se sentait éprise d'un profond sentiment de pitié pour ses malheureux frères, qu'il défend contre l'arrêt fatal de ton préjugé ?

Et quelle étrange vision pour toi, ô Kant ! si tu rencontrais tes œuvres couronnées entre les mains de plusieurs de ces êtres infortunés, auxquels tu interdisais l'empire de la raison ! Quel démenti à tes décrets souverains si, dans la ville de Berlin ou de Leipsick, tu pouvais entendre interpréter tes idées métaphysiques, par la bouche d'un muet, à un auditoire affligé de la même infirmité !

Et toi, ô saint Augustin ! comment exprimer l'amertume de ton repentir, si tu entendais les pieux accents des prières touchantes qui montent de milliers de langues déliées au trône de la grâce, pour implorer sur toi un éternel oubli et pardon de tes erreurs !

Et qui parmi vous, messieurs, oserait encore se rendre coupable de la moindre prévention contre les droits éternels de cette classe, en entendant en votre présence la condamnation des préjugés du passé, de la bouche même de quelques-uns de nos pauvres sourds-muets ! Non, ce serait profaner l'enceinte de cet asile que de douter de l'excellence de son but et de l'efficacité de sa méthode d'enseignement. Vous n'êtes pas venus pour juger et pour condamner : vous êtes heureux de croire et d'aimer, de pardonner et de bénir. Et voyez tous les précieux titres à la vie et à la liberté, que ce peuple enfant a su faire valoir, depuis sa récente adoption au sein de la société chrétienne. A peine les cités de Londres et de Paris avaient-elles ouvert l'enceinte de leurs palais de cristal aux chefs-d'œuvre de l'art et de l'industrie, que nos intelligents sourds-muets accouraient de toutes les parties du monde : de France, d'Angleterre, d'Allemagne et d'Amérique, pour compléter et consacrer les conquêtes de la science par les glorieux triomphes de la foi et de la charité. Et quel visiteur aurait pu s'arrêter devant les statues, tableaux, machines, etc., sorties des mains de nos industrieux sourds-muets, sans saluer avec un généreux élan de cœur l'ère bienvenue de leur réhabilitation. Oui, réintégrée au sein de la société, à travers des souffrances amères et des luttes héroïques, cette classe occupe aujourd'hui un rang honorable, comme ouvriers habiles, artistes couronnés, écrivains distingués, poètes remarquables ; mais nos chers sourds-muets méritent surtout le respect et la sympathie de tous les hommes de bien comme citoyens laborieux et dévoués, et comme chrétiens soumis et fidèles. Et en présence de pareils témoignages, c'est avec de saints transports d'enthousiasme, que nous proclamons l'éducabilité de nos pauvres sourds-muets, à la honte du passé et à la justification de l'avenir.

### Le sourd-muet peut apprendre à parler, et communiquer de vive voix avec ses semblables.

La surdi-mutité a été de tout temps le jouet des plus étranges préjugés. Le grand Aristote, faisant prévaloir l'opinion erronée, que cette infirmité était la conséquence d'une double lésion des organes auditif et vocal, trouvait de trop zélés partisans dans les philosophes et médecins de l'antiquité et du moyen-âge, pour que cette croyance aveugle ne laissât des traces profondes jusqu'au milieu de nous. Quoique l'enseignement du langage articulé aux jeunes sourds-muets eût dû persuader du contraire, des autorités notoires de l'art médical n'ont pas cessé d'affirmer, jusqu'aux célèbres recherches du docteur Itard, c'est-à-dire jusqu'au commencement du dix-neuvième siècle, que les nerfs de l'oreille et du larynx sont simultanément paralysés dans la plupart des cas de surdi-mutité. Aucune assertion de l'art n'a trouvé un démenti plus éclatant, par le nombre imposant de documents authentiques et de faits incontestables, qui tous constatent que la surdité n'atteint que le sens auditif et ne porte aucun préjudice à l'appareil vocal ; et que le mutisme n'a, chez tous les sujets non idiots, d'autre cause originelle que la surdité congénitale ou acquise.

Certaines maladies graves affectent, il est vrai, tout particulièrement les organes respiratoires, et entraînent volontiers une extinction complète de la voix. Mais ce genre de maladies n'ont aucune sympathie organique avec la surdité, et se contractent plutôt par les parlants, au sein d'une société dissipée, que par nos pauvres sourds-muets abandonnés à l'isolement. Et quoique la pathologie eût enregistré quelques cas vicieux de l'organisation vocale, ce sont des exceptions tellement rares que, parmi les milliers de sourds-muets de de tout âge, que nous avons inspectés en France, en Suisse, en Allemagne, en Angleterre, nous n'avons rencontré qu'un seul et unique appareil défectueux par l'absence de l'épiglotte.

On se rendrait donc ridicule autant que coupable, que de rechercher encore la guérison du mutisme dans les secours de la médecine opératoire ; et nous avons espéré toucher à la fin des opérations insensées que l'on a fait subir à nos malheureux sourds-muets, en leur coupant le prétendu filet de la langue ou en tronquant et stimulant même ce membre délicat, jusqu'à le rendre impropre aux fonctions animales. Mais l'erreur ne se rend qu'à la mort : ce serait vraiment un spectacle curieux que d'exhiber devant vos yeux notre correspondance étrange avec les braves montagnards des Alpes, des Cévennes et des Vosges. C'est un plein cauchemar du moyen-âge. Les plus intelligents, qui seraient confus de nous imputer les manœuvres occultes de la magie, se croient les titres les plus légitimes de réclamer une modeste dose de la poudre merveilleuse déliant la langue des infirmes et rendant la parole aux muets. D'autres nous amènent sans préambule aucun leurs enfants muets à la main, ayant pris le bon parti, comme ils disent, de les faire opérer. Et il est pénible d'avouer que notre siècle de progrès compte encore parmi le corps médical de ces Sangradors assez ignorants pour se prêter aux espérances illusoires d'un père crédule, et assez déhontés pour spéculer sur la douleur d'une mère affligée.

Il n'y a rien d'étonnant que les organes de vocalisation

du sourd-muet inculte se détériorent et dépérissent , et
que sa voix se fane et s'éteigne, par force d'inanition. Sa
dentition est toute tardive et souvent irrégulière , sa saliva-
tion abondante ; sa langue inerte n'est qu'une masse de chair
informe, et sa bouche disproportionnée est dégradée par
ses fonctions purement animales. Les organes respiratoires se
paralysent, et leur engourdissement donne lieu à de fré-
quentes phthisies pulmonaires ; le larynx s'ossifie, et ne
remplit que les offices d'un ventilateur. Mais ces symptômes
ne sont nullement les causes originelles de la mutité , comme
on persiste à croire ; nous le répétons, cette dégradation des
organes vocaux n'est que le résultat de l'inaction léthar-
gique où ils restent accroupis pendant de longues années.
Aussi changent-ils de caractère, ces pronostics de mauvais
augure , aussitôt que l'appareil vocal est mis en jeu, par des
exercices graduels d'une intelligente gymnastique buccale.
L'articulation ranime les traits de la physionomie hébétée
du jeune sourd-muet ; ses lèvres se colorent légèrement,
et s'arrondissent sous le charme du sourire ; la force expan-
sive de la parole fait respirer aux poumons la vie et la santé ;
et la langue reprenant son volume normal , par la contrac-
tion du tissu musculaire , se prête aux évolutions les plus
combinées et aux nuances les plus délicates de la parole
humaine.

Le jeune sourd-muet manifeste , depuis les bords du berceau , l'attribut royal de son origine divine ; quoique privé
de l'ouïe, il cherche à satisfaire le besoin inné de son être,
de donner par *la parole* une forme à sa pensée et un corps
à ses sentiments ; car *la pensée est sonore et l'amour est har-
monie.* Bercé entre les bras de sa mère, il sourit et pleure, il
gémit et murmure ; et les éclats de voix de ses premiers bal-
butiements ont un cachet tellement naturel et trompeur, que
la plupart des parents éprouvés se doutent encore de sa mutité, même longtemps après avoir vérifié son état de surdité.
Et cette douce illusion est d'autant plus persistante, que tous
les jeunes sourds-muets intelligents parviennent même à

articuler des syllabes et des mots entiers, et à se créer, à l'instar des enfants entendants, une espèce de langage subjectif, constituant le premier moyen de communication au sein de la famille. Tels sont les efforts ingénieux du pauvre sourd-muet, pour soulever le poids du morne silence qui opprime son âme captive, que l'expérience nous autorise à déclarer qu'il n'y a pas de sourds complètement muets. Chacun de nos jeunes candidats apporte son petit vocabulaire, et quoiqu'il croie parler plus tôt qu'il ne parle, en interprétant par les mêmes syllabes monotones les émotions si variées de son cœur, ces premiers rudiments formeront la base rationnelle de son apprentissage du langage articulé.

La grande famille des sourds-muets constitue, sous tous les rapports, un *peuple enfant* : enfant, par l'absence de toute culture intellectuelle ; enfant, par l'innocence et la naïveté de ses mœurs primitives ; mais enfant aussi par l'usage restreint de son langage élémentaire. L'émancipation de cette classe ne pourra donc pas consister uniquement dans le développement de leurs facultés morales, ni dans l'acquisition d'une certaine mesure de connaissances pratiques ; elle ne sera complète et véritablement efficace, qu'en les dotant de la parole, l'apanage divin de la race humaine. Et quel parlant oserait dire à un seul de mes pauvres sourds-muets : tu ne parleras pas ? Non, nous n'avons pas le droit de la lui disputer : ce serait un péché contre nature ; ni la volonté de lui refuser notre assistance : ce serait profaner le talent dont la Providence nous a enrichis.

L'enseignement du langage articulé aux jeunes sourds-muets est la MÉTHODE NATURELLE. Elle n'est pas une invention de la science, elle est une inspiration du ciel, et ne reconnaît d'autre origine que l'amour maternel. Le foyer domestique est son humble berceau, et la vie de famille sa modeste destinée. Et ce sont ces fin et origine, si éminemment humanitaires, qui caractérisent son excellence et son efficace, et lui assurent le triomphe sur toutes les méthodes artificielles, quelque savantes et orthodoxes qu'elles puissent être. Le progrès de la popularisation du langage articulé, telle est l'histoire du surdi-mutisme, laquelle nous pouvons résumer en ces termes : « Là où il y a des sourds-muets, là aussi se » retrouvent des traces du langage articulé. »

C'est à l'Angleterre que revient le premier essai. d'une éducation d'un sourd-muet, dont les annales de la surdimutité fassent mention. Bède le Vénérable rapporte, dans son histoire de l'Eglise d'Angleterre, que son maître, Jean de Beverley, archevêque d'York, et mort en 721, se dévoua à l'éducation d'un jeune sourd-muet.

Ce malheureux venait régulièrement demander l'aumône à la porte hospitalière de l'archevêché. Jean de Beverley le connaissait et lui témoignait la plus douce sympathie, lorsqu'il conçut, en 685, le projet magnanime de rendre la parole à son ami taciturne. Le faisant venir auprès de lui, il lui signifia de lui montrer sa langue. Et après l'avoir bénie par le signe de la croix, il se mit à la délier. Regardez bien mes lèvres, lui dit-il, et imitez exactement tous les mouvements de ma bouche. Entr'ouvrant alors la bouche, il prononça *a* ; l'intelligent élève, copiant fidèlement la même position, réussit à répéter, au grand étonnement du maître, le même son de voix. De cette sorte il lui fit articuler toutes les voyelles et consonnes, et les combiner en syllabes simples et composées, jusqu'à lui apprendre à prononcer des phrases entières.

Tel était le procédé simple et touchant de cette première éducation improvisée ; et tel est le nôtre, malgré onze siècles de distance. Le langage articulé se compose de deux éléments bien dictincts : du son de la voix, ou de l'émission de l'air par les poumons à travers le larynx, et des articulations du son, consistant dans les diverses positions et mouvements de la langue, des lèvres et de la bouche.

C'est par l'oreille que nous percevons le son de la voix, et c'est l'œil qui observe et analyse les diverses articulations dans le jeu de l'appareil vocal, transformé en un véritable clavier labial. Or, le langage articulé s'adresse à la fois à la vue et à l'ouïe ; et en cas d'absence d'un des deux sens, l'un pourra suppléer à l'autre. Si donc l'oreille du sourd-muet est incapable de percevoir le son de la voix, son œil exercé apprend à lire avec exactitude et promptitude sur les lèvres, c'est-à-dire à *entendre* avec ses yeux. Et comme il dispose en outre du son de la voix, on n'a qu'à modifier les émissions du larynx par les mêmes positions et mouvements, qu'il voit à ceux qui lui parlent, c'est-à-dire le faire articuler et communiquer de vive voix avec ses semblables.

Telle est l'idée mère de cet art rédempteur qui a déjà rendu tant d'infortunés sourds-muets à la vie de famille, et dont l'efficace finira par le faire reconnaître comme le plus puissant levier de la réhabilitation universelle de cette classe déshéritée. Et ce sera moins aux protecteurs, qu'aux protégés de cet art, à faire apprécier ses mérites et propager ses bienfaits. L'école d'articulation a formé des élèves, dont plusieurs ont acquis une telle pureté et correction de langage qu'ils sont aptes à professer même en public. D'autres possèdent un merveilleux talent de lire sur les lèvres, et on les voit se confondre au milieu des rangs des entendants, pour assister à des cours publics, des prédications, représentations, etc. Mais sans aspirer à un aussi haut degré de culture intellectuelle, et sans atteindre une pareille rapidité dans l'échange mutuel des idées, tous les jeunes sourds-muets intelligents sont susceptibles de communiquer aisément de vive voix avec les divers membres de leurs familles et de la société. Il est tout naturel qu'ils déchiffrent plus rapidement la parole des personnes qui les entourent ordinairement ; et quant aux rapports imprévus, quelques efforts d'attention suffisent pour les familiariser avec l'articulation de tout le monde. Car l'édition de la parole est *stéréotypée* : les mêmes voyelles et consonnes réclament les mêmes mouvements chez tous ceux qui parlent une même langue, et c'est ce caractère d'universalité qui rehausse singulièrement le prix de la méthode articulée.

Nous aimons à redire que la méthode naturelle ne se

recommande que par sa simplicité et son universalité. Elle
n'a rien d'occulte, rien de mystérieux : comme toutes les
choses bonnes et excellentes, elle est simple et humble de
son origine, et salutaire dans son application. Ah! quel
immense progrès ! dans la vie de ce peuple enfant, si on voulait adopter *la parole* pour l'instrument organique de son
éducation ! Et ce triomphe serait d'autant plus facile que
cet enseignement est à la portée de toutes les intelligences.
Essentiellement populaire, la méthode articulée réclame plus
de conscience que de science ; et celui qui connaît l'art d'aimer les pauvres et les infirmes sera bientôt initié dans l'art
d'apprendre à parler aux infortunés sourds-muets.

La nature ne reconnaît qu'une seule et même méthode
d'enseigner la parole : appliquer le procédé des entendants à
nos pauvres sourds-muets, tel est tout notre savoir. Et c'est
vous, braves mères de familles, qui êtes les inventeurs
de cette science ; et tout notre mérite ne saurait consister
qu'à imiter votre dévouement et à pratiquer votre charité.
Vos lèvres brûlantes collées sur la bouche candide de vos
petits enfants, vous leur répétez mille et mille fois les doux
noms de père et mère, jusqu'à ce que leurs organes inertes,
vivifiés sous l'haleine de l'amour, soient susceptibles d'imiter
les mouvements de vos lèvres et de répondre à vos efforts.
Et par quelle raison voudriez-vous vous abstenir de procé-
der de même vis-à-vis de votre enfant sourd-muet, puis-
qu'il ne peut pas vous entendre ? Mais il vous voit et vous
comprend, en cherchant à lire dans vos yeux, sur vos lèvres
et dans vos gestes.... Courage ! courage ! brave père de
famille ! Et vous, mère tendre et dévouée, à l'œuvre ! Dou-
blez vos efforts patients et persévérants ! multipliez vos sollicitudes ingénieuses ; votre amour triomphera de tout obsta-
cle, et un seul mot de la bouche de votre enfant muet fera
oublier à vos cœurs tressaillant de joie toutes vos peines
amères et vos sacrifices douloureux ! Ah! viens, ô jour béni!
où nos pauvres sourds-muets ne seront plus des étrangers
délaissés au milieu de leurs frères et sœurs, et où ils sauront

partager les joies et les épreuves d'une même famille qui a su compatir à leur cruelle infirmité.

Le noble acte de dévouement de Jean de Beverley paraît être resté sans émule, et la parole de son élève sans écho dans le monde chrétien. Depuis cette heureuse tentative, les annales du surdi-mutisme nous offrent une regrettable lacune de près de huit siècles. Et ce manque de faits historiques ne saurait se compléter que par le grand fait de notre foi en un enseignement permanent et traditionnel des sourds-muets de l'univers.

Rodolphe Agricola, professeur de philosophie à Heidelberg, et mort en 1495, a légué à la postérité son admiration pour un jeune sourd-muet, instruit et capable de communiquer avec les parlants. Quelque sobre et laconique que soit la mention du philosophe allemand, ce fait isolé est un document irrécusable de plus que la tradition de l'enseignement des sourds-muets n'avait jamais péri.

Jérôme Cardan de Pavie, médecin et philosophe renommé, né en 1501 et mort en 1576, nous a légué dans ses œuvres la théorie de l'instruction des sourds-muets. Mais n'ayant jamais pratiqué cet art lui-même, il est permis de croire qu'il n'a pu donner ces précieux conseils qu'en présence de plusieurs essais d'éducation couronnés de succès.

Peu de temps après, Ramirez de Carian, religieux espagnol, entreprit l'instruction d'Emmanuel Philibert, sourd-muet et prince de Savoie-Carignan. Un autre espagnol, Pédro de Castro, premier médecin du duc de Mantoue, exerça presque en même temps cet art originaire d'Espagne, au profit du fils sourd-muet du prince Thomas de Savoie. Cette brillante initiative n'a pourtant pas eu de suite, et les malheureux sourds-muets d'Italie étaient condamnés de gémir quelques siècles de plus dans un oubli et une ignorance coupables. L'Italie n'a adopté ses pauvres sourds-muets au sein de la civilisation que vers 1784, année d'inauguration de sa première école à Rome, fondée par un élève de l'abbé de l'Epée. Et elle ne compte encore qu'une trentaine d'établissements, sur une population de 15 à 18,000 sourds-muets.

L'admiration de ces quelques témoins historiques, que nous venons de citer, nous semble prouver que ces premières tentatives d'éducation étaient considérées comme de véritables prodiges.

L'art d'instruire les sourds-muets avait dès son début le sort étrange de briller par l'auréole du merveilleux et de passer pour une science occulte, plutôt que pour une carrière de dévouement et de charité.

Saint François de Salles adopta, vers 1604, un sourd-muet de naissance, qu'il instruisit lui-même dans les mystères de la foi. Il lui apprit à se confesser par gestes et l'admit ensuite à la communion, dont il ne s'approchait qu'avec un respect et une dévotion qui édifiaient tous les fidèles. Il le garda jusqu'à sa mort : mais le pauvre sourd-muet ne survécut guère à son maître ; il mourut, dit-on, de douleur de l'avoir perdu. Les contemporains de saint François ne croyaient pas cet exemple de charité d'un grand mérite devant Dieu. Et lorsqu'il avait décidé de l'admettre au nombre de ses domestiques, son maître d'hôtel lui fit observer qu'il n'avait pas besoin de ce surcroît de charge inutile et que cet infirme ne pouvait être bon à rien : « Qu'appelez-vous bon à rien ? lui répondit l'évêque ; comptez-vous donc pour rien l'occasion qu'il m'offre de pratiquer la charité ? Plus Dieu l'a affligé, plus on doit en avoir pitié. Si nous étions à sa place, voudrions-nous qu'on fût si ménager à notre égard ? »

L'Espagne est la première nation qui offre, vers la fin du seizième siècle, le glorieux spectacle d'un enseignement sérieux et rationnel en faveur des sourds-muets. Nous sommes heureux de payer notre juste tribut de reconnaissance au dévouement et au mérite de ces religieux espagnols, portant le secret de cet art béni, les uns en Italie et les autres en France, et c'est avec joie que nous proclamons l'Espagne pour le foyer de l'art d'instruire les sourds-muets, pendant les trois derniers siècles, jusqu'à l'avènement de l'abbé de l'Epée.

Le bénédictin Pédro de Ponce passe pour l'illustre inventeur de cet art. Il se dévouait à l'éducation de quatre jeunes sourds-muets de naissance, une fille et trois garçons. Ses élèves parlaient plusieurs langues et il leur enseignait l'arithmétique, l'histoire, la géographie, etc. De pareils succès obtenus au début de l'art, de 1560 à 1580, nous font apprécier dans cet habile maître une expérience consommée et un dévouement infatigable. Le précieux trésor de ses observations et expériences aurait été perdu pour la postérité, si son disciple, Juan Pablo Bonnet, l'héritier présomptif de son enseignement et peut-être aussi de ses manuscrits, n'avait fait imprimer en 1620, à Madrid, son traité de l'art d'apprendre à parler aux sourds-muets. Cette initiative de publicité reste une vénérable relique dans les archives de la surdi-mutité et relève encore la gloire de l'Espagne, qui a bien mérité de la réhabilitation universelle des sourds-muets. Et en présence d'un passé aussi illustre et méritoire, la péninsule ibérique, renfermant le chiffre probable de cinq à six mille sourds-muets, ne saura se contenter de ses trois établissements de Madrid (1765), Barcelone (1802), Lisbonne (1824), dont les bienfaits s'étendent à peine sur le quart de ses enfants sourds-muets.

L'Angleterre, la patrie du vénérable Jean de Beverley, ne s'inspira du noble exemple de charité du pieux archevêque d'York, qu'après un intervalle d'environ mille ans. Jean Bulwer publia en 1648, à Londres, sa méthode d'enseigner la parole aux sourds-muets. Jean Wallis hâta la réhabilitation morale des sourds-muets anglais, en consacrant sa vie entière à l'instruction de ses élèves infortunés, dont plusieurs acquirent un haut degré de culture intellectuelle. Il mourut en 1703 ; mais la cause des sourds-muets fut gagnée.

Thomas Braidvood établit, en 1764, à Edimbourg la première école de sourds-muets, et quelques années plus tard le docteur Walson fonda, en 1792, un établissement à Londres. Depuis l'ouverture de ce dernier asile, il s'est à peine écoulé un demi-siècle, et l'Angleterre possède aujourd'hui déjà au-delà de trente établissements. Mais qu'est-ce que cela pour tant de malheureux, pour vingt à vingt-deux mille sourds-muets dont à peine le cinquième jouit des bienfaits de l'instruction.

La Suisse entra sous les augures les plus honorables dans la lice du progrès. Conrad Amman, célèbre médecin établi à Amsterdam et natif de Shaffhouse, exerça avec talent, vers 1660 à 1690, la méthode articulée, et rendit la parole à plusieurs sourds-muets. Le succès de ses travaux et la portée de ses publications et dissertations sur la parole, lui acquièrent une grande renommée dont l'éclat se reflétait jusque sur les montagnes de sa patrie. Mais tous ces triomphes n'étaient que des préludes : la voix de ce savant interprète des intérêts des sourds-muets n'a trouvé d'écho, dans son pays natal, qu'un long siècle après sa mort.

La Suisse compte en moyenne un sourd-muet sur cinq cents habitants, et dans certaines localités un sur cinquante; ce qui donne le chiffre effrayant d'environ quatre mille sourds-muets, sur une population de deux millions parlants. Et quoique la république helvétique fasse, depuis 1800, de grands sacrifices en faveur de l'instruction de ses enfants infirmes, les vingt établissements qu'elle possède, et dont aucun ne dépasse le nombre de trente à cinquante élèves, sont loin de répondre aux besoins excessifs de cette grande famille déshéritée.

La Hollande ne tarda point à augmenter la liste des bienfaiteurs et libérateurs du peuple captif de sourds-muets. Van Helmont publia, en 1667, un manuel remarquable, accompagné de trente-six planches représentant les positions et mouvements de l'appareil vocal, pour enseigner aux sourds-muets le langage articulé. Mais cette publication devait partager l'oubli des traités de Pablo Bonnet, Jean Bulwer et Conrad Amman : l'humanité est longue à souffrir et lente à juger. Reconnaissons au dix-septième siècle le rôle et le mérite d'avoir suscité dans le monde chrétien des avocats, des défenseurs du droit de l'infortune, dont la voix grave et éloquente protestait contre l'arrêt mortel qui condamnait les pauvres sourds-muets à l'abrutissement et à l'esclavage du péché. Ce mouvement littéraire était le précurseur du grand jour de délivrance et préparait la voie à l'abbé de l'Epée en France, et à Samuel Heïnike en Allemagne. Et en lui comparant l'activité actuelle de la presse en faveur de la même cause, ne serait-il pas permis d'envisager cet enfantement laborieux de projets et d'essais comme le pronostic d'une ère nouvelle de la régénération des sourds-muets? Tel est notre espoir; l'œuvre rédemptrice de cette grande famille doit subir une nouvelle transformation. Les Pays-Bas ayant fondé, depuis 1793, vingt-quatre établissements, portent un intérêt trop véritable à cette classe d'infirmes, pour s'opposer à une réforme efficace en leur faveur.

L'Allemagne eut la glorieuse destinée de succéder au rôle insigne de l'Espagne, et d'être, depuis la fin du dernier siècle, le représentant intègre du langage articulé dans l'univers. Et nous ne saurions autrement justifier le titre de *méthode allemande*, dont on a voulu honorer désormais la parole artificielle, que par respect à la fidélité que le peuple allemand a su garder à la tradition de l'art créateur des sourds-muets. — C'est sous l'humble toit du foyer domestique où nous rencontrons ses premiers débuts. J. Pasck, prédicateur de la cour de l'électeur de Brandebourg, comptant parmi ses enfants deux sourds-muets, se dévoua, dès 1578, à leur éducation, ne connaissant d'autre méthode que celle de l'amour paternel. Georges Raphel, père de trois sourds-muets, donna un même exemple de sollicitude, suivi par plusieurs autres, jusqu'à ce que *Samuel Heïnike* eût fondé, en 1778, à Leipsick, la première école de sourds-muets d'outre-Rhin.

La méthode allemande a su faire accréditer son origine orthodoxe par tant d'actes de foi et de charité, et apprécier son efficace par tant de succès honorables, que son excellence lui est reconnue par tout bienfaiteur de l'humanité souffrante. Et quant à nous, nous voudrions hâter son avènement dans le monde entier, convertir l'Espagne à la doctrine de Pédro de Ponce, faire suivre à l'Angleterre les traces de Jean de Beverley, laisser à la France son abbé de l'Epée, et doter ses sourds-muets de la parole...

Il n'y a pas de pays dans le monde dont les gouvernements portent une sollicitude plus paternelle à cette classe d'infortunés que l'Allemagne. Des quatre cents établissements consacrés dans l'univers à ce genre d'éducation, l'Allemagne en peut réclamer cent pour sa glorieuse part; et son sol béni n'est plus foulé que par un nombre fort restreint de sourds-muets, privés des bienfaits de l'instruction et des secours de la religion.

La France s'avançait timidement vers l'immortelle conquête des droits sacrés de l'infortune. — Quelques humbles essais d'éducation de sourds-muets furent tentés de 1740-46, à Paris, à Amiens, à Ganges, lorsque Pereyra vint éblouir les sommités de la nation française par les prodiges de son talent et préparer la voie au ministère bienfaisant de l'abbé de l'Epée.

Rodrigue Pereyra naquit en Espagne en 1716 : ne réussissant pas à fonder une école de sourds-muets à Cadix, il choisit la belle France pour le théâtre de son art. Il se montra d'abord à la Rochelle : ses goûts d'artiste lui firent rechercher des élèves distingués par leur position sociale. M. d'Etavigny, directeur des fermes de Bordeaux, lui confia l'éducation de son jeune fils, sourd-muet, auquel le savant maître consacra plusieurs années de soins intelligents et dévoués. Dirigeant ses vues sur Paris, il vint s'établir dans le magnifique hôtel d'Auvergne, quai des Augustins. Non satisfait d'annoncer son arrivée dans le *Mercure* de France, il fit présenter son jeune élève M. d'Azy d'Etavigny à l'Académie. L'enthousiasme de cet illustre corps éclata, à la vue de ce prodige de l'art pédagogique, par les témoignages les plus flatteurs. Le célèbre Buffon fut chargé de présenter un rapport sur le mémoire lu par Pereyra ; et ce savant écrivain trouva à peine des termes assez éloquents pour exprimer sa reconnaissance et son admiration, et il lui voua désormais une précieuse amitié. Le jeune d'Etavigny excita le même intérêt à la cour de

Louis XV. Sa Majesté l'interrogea pendant une heure et lui adressa plusieurs questions auxquelles l'intelligent élève de Pereyra répondit avec une promptitude étonnante. Louis XV témoigna à l'illustre instituteur son contentement royal en le graciant d'une pension de 800 fr., et en le nommant son interprète pour les langues espagnole et portugaise.

Couvert de lauriers, Pereyra persévéra dans sa carrière brillante, et entreprit à Paris l'éducation de plusieurs autres sourds-muets, dont les progrès rapides ne pouvaient que renchérir sur sa renommée acquise à juste titre. Ses élèves articulaient distinctement, et communiquaient de vive voix avec une étonnante facilité parmi les divers membres de la société dont ils saisissaient les discours par les mouvements des lèvres. Doué d'une grande vivacité d'esprit et d'une imagination riche et brillante, il savait imprimer un charme tout particulier à ses leçons intéressantes, assidument suivies par les plus grandes notabilités de l'époque, dont nous ne citerons, outre Buffon, que J.-J. Rousseau, d'Alembert, La Condamine, Diderot, etc.

Les glorieux succès de cet habile maître ont singulièrement favorisé et hâté l'émancipation des sourds-muets en France, et le nom réputé de Pereyra serait béni d'âge en âge par des milliers de langues déliées au moyen de son célèbre procédé, s'il avait su s'élever à la hauteur de sa mission par un désintéressement sans feinte et une charité sans bornes. Se laissant séduire par les charmes insidieux d'une vaine gloire, il ne se faisait aucun scrupule de profaner la sainte cause de l'infortune, et de ravaler les intérêts sacrés des pauvres sourds-muets au piédestal de ses triomphes éphémères. Au lieu de vulgariser sa méthode salutaire et de multiplier les bienfaits de l'éducation par la parole, il en faisait un profond mystère et il forçait ses élèves de garder le secret le plus absolu sur ses procédés. Pereyra n'avait ni assez d'élévation d'âme ni assez d'onction d'esprit pour satisfaire les élans généreux de la nation française. Il oubliait que la France applaudit le talent, mais ne couronne que la vertu. Dévoré d'une soif insatiable de jouir sans relâche, il recueillait tout de son vivant et ne pouvait demander à la postérité que l'oubli. Et l'histoire, ce jugement universel, a rendu justice à sa mémoire en l'effaçant par le nom béni de l'abbé de l'Epée.

Charles-Michel de l'Epée, fils d'un architecte du roi, naquit, le 25 novembre 1712, dans la ville de Versailles, dont l'enceinte renferme depuis 1841 un touchant monument consacré à sa mémoire. Il se voua de bonne heure à la carrière ecclésiastique ; interdit par ses opinions religieuses, il vint à Paris étudier le droit et se fit même recevoir avocat. C'est à cet intervalle, de 1755 à 1760, qu'il faut placer le début de son nouveau ministère, et sa magnanime alliance avec les infortunés sourds-muets. L'abbé de l'Epée fit par hasard la connaissance de deux jeunes sœurs sourdes-muettes qui venaient de perdre leur maître, le vénérable père Vanin. Profondément ému de leur abandon, il prit la sainte résolution de continuer leur éducation et de se sacrifier à leur bonheur éternel.

Le jeune abbé ne pouvait pas ignorer les succès tant prônés de Pereyra, et les triomphes de ce brillant contemporain devaient rassurer ses premières démarches chancelantes. Les progrès de ses intelligentes élèves surpassèrent ses espérances ; et encouragé par le succès de ce premier essai, il persévéra dans sa vocation improvisée, dont son âme généreuse savait pressentir tout ce qu'elle avait de grand et de touchant. Son nom béni devint bientôt le cri de délivrance de milliers d'infortunés ; il les recueillit en 1760, à Paris, à la butte de Saint-Roch, rue des Moulins, dans son humble établissement, le premier dans l'univers ; et il consacra à ses chers enfants adoptifs sa vie et sa fortune.

L'abbé de l'Epée fit quelques essais de la méthode articulée et ses efforts furent couronnés des résultats les plus splendides. Ses élèves étaient aptes de servir à tour de rôle, de vive voix, la messe qu'il avait coutume de célébrer chaque matin à l'église Saint-Roch. Gabriel de Clément de la Pujade, un de ses plus illustres élèves, était même parvenu, sous sa

direction habile, de prononcer en public un discours latin
de cinq pages et demie, et de soutenir une discussion en
règle sur la définition de la philosophie. Une de ses élèves
sourde-muette réussit à réciter de vive voix les vingt-huit
chapitres de l'Evangile selon saint Matthieu.

Comment expliquer, en présence de tels prodiges de l'art
articulé, l'étrange résolution de l'abbé de l'Epée de l'abjurer
et de lui restituer le langage conventionnel des doigts et des
gestes, qui est devenu l'organe normal dans l'enseignement
de nos sourds-muets français et vénéré par les établissements
catholiques comme la méthode orthodoxe.

La dactylologie ou l'alphabet des doigts n'est pas une invention de l'abbé de l'Epée, comme ses prôneurs passionnés se
sont complu à le faire croire. Ce serait un vol fait à l'Espagne. Il est temps de rectifier l'opinion publique sur l'origine
de cet art ; nous ne saurions que trop justifier les protesta-
tions énergiques et équitables de l'école espagnole en faveur
de ses droits légitimes. Les signes dactylologiques, d'origine
ancienne, se sont de bonne heure intronisés dans la péninsule ibérique, et incorporés à la nation espagnole, de telle
sorte que cet art s'est élevé, dès son début, à un rare degré
de perfection et que sa tradition n'a jamais été perdue en
Espagne. L'alphabet manuel a été pratiqué et imprimé bien
longtemps avant l'abbé de l'Epée, et son prédécesseur, Pereyra, s'en servait même à Paris, comme palliatif, pour quelques-uns de ses élèves, les moins favorisés de la nature. Du
reste, le vertueux abbé ne s'est jamais imaginé de se draper
du mérite étranger et de s'affubler d'une gloire mensongère ;
il confond lui-même le zèle aveugle de ses prôneurs, en ra-
contant « qu'il a acheté un jour un livre espagnol et qu'il y
aperçut, en l'ouvrant, l'alphabet manuel des Espagnols, bien
gravé en taille douce. »

Or, à l'Espagne la gloire insigne de la découverte ! et à la
France le rôle plus modeste du dévouement ! Tout était inventé
au début de l'abbé de l'Epée : les méthodes étaient impri-
mées, et les alphabets gravés ; oublions donc cette lutte

intempestive de vaines rivalités ! La poitrine d'un chrétien vaut bien la tête d'un Jupiter ! Le million de sourds-muets dans l'univers avait besoin de quelque chose de plus : leurs souffrances réclamaient un ami pour les consoler, un père pour les adopter, un Messie pour les sauver. Il manquait encore la méthode des méthodes : le dévouement de la charité ! Et ce fut la tienne, inspirée du ciel, ô vénérable ami ! et personne ne saura te la ravir. En offrant ta vie en holocauste pour le salut des pauvres sourds-muets, ta mémoire ne saura s'éteindre qu'avec notre vie ; et aussi longtemps que l'on parlera de sourds-muets dans notre France, l'écho des cœurs répondra : l'abbé de l'Epée !

L'abbé de l'Epée mourut à Paris le 23 décembre 1789. L'esprit apostolique de cet homme de bien avait su transformer son humble asile en un foyer de vie et de lumières, et en un atelier universel d'ouvriers de bienfaisance. Paris était le centre de la réhabilitation des sourds-muets ; de nombreux candidats venaient s'inspirer du dévouement infatigable du respectable vieillard, et s'éclairer des expériences du modeste maître. MM. Sicard, de Bordeaux ; Stork, de Vienne ; Dilo, d'Amsterdam ; Silvestri, de Rome ; Eschke, de Berlin ; Pfingsten, de Copenhague ; Guyot, de Groningue ; d'Arca, de Madrid ; Ulrich, de Genève, étaient tous venus écouter les leçons du savant instituteur !

Cette sainte phalange de disciples fidèles et dévoués s'en alla répandre l'évangile des sourds-muets sur la surface du globe. L'un alla fonder un établissement à Bordeaux, l'autre en Autriche, un troisième en Hollande, un quatième en Italie, un cinquième en Prusse, un sixième en Suisse, un septième en Russie.

Telle fut l'œuvre de l'abbé de l'Epée : la réhabilitation des sourds-muets du monde entier, car tel est le cachet de la charité chrétienne.

L'Assemblée nationale se montra digne de l'héritage sacré que le père des sourds-muets avait légué à son pays. Pour contracter, comme elle disait, une alliance inconnue jusqu'alors dans les fastes de l'histoire (*l'alliance avec l'infortune*), elle décréta le 21 juillet 1791 : « que le nom de l'abbé de l'Epée serait placé au rang des citoyens illustres qui avaient bien mérité de l'humanité et de la patrie , et que son institution serait entretenue aux frais de l'Etat, et honorée du titre d'Institut national. » Et elle ordonna dans la même séance la création de six autres écoles, pour y instruire les quatre mille sourds-muets, qu'elle supposait alors, faute d'un recensement officiel , sur le territoire de la république.

Quelques mois plus tard , le 28 septembre 1791, pour consommer sa magnanime mission en faveur de l'infortune , cette même assemblée mit sous la protection de la France l'école des aveugles, fondée en 1784 à Paris, par le célèbre Valentin Haüy, auquel le monde doit l'admirable découverte des signes en relief.

La tourmente de la révolution empêcha la Convention de terminer son œuvre civilisatrice : ses généreux efforts s'arrêtèrent par la protection des deux institutions nationales de Paris et de Bordeaux. Et après un demi-siècle de royautés et d'empires, la France n'a pas avancé de beaucoup sa sainte alliance avec l'infortune, en restreignant ses sollicitudes paternelles uniquement à ces deux écoles nationales.

La charité publique, il est vrai, a de tout temps encouragé toute noble initiative au profit de ses pauvres sourds-muets ; et les départements votent annuellement une somme de 300,000 à 400,000 fr. pour l'entretien des nombreux établissements privés. Mais toutes ces ressources ne sont, hélas ! que trop insuffisantes pour répondre aux besoins immenses de cette classe déshéritée ! D'après le recensement officiel de 1853, on compte en France trente mille sourds-muets et quarante mille aveugles ! Or, d'après les données statistiques, il se trouve qu'un trentième, c'est-à-dire un millier de sourds-muets, atteignent chaque année l'âge de dix ans : en supposant la durée normale du séjour dans les établissements de six années, nous devrions donc trouver six mille sourds-muets constamment présents dans les diverses écoles établies sur le territoire français.

Pour procurer les bienfaits de l'instruction à tous les jeunes membres de cette nombreuse famille, il faudrait que chaque établissement pût admettre, chaque année, vingt nouveaux élèves, et entretenir le chiffre fixe de cent vingt. Or, la France ne possède qu'une vingtaine d'établissements d'aveugles, et cinquante établissements de sourds-muets, dont la moyenne des élèves instruits ne surpasse guère le chiffre de quarante par école, et dont le total s'élève, d'après les rapports statistiques, de dix-huit cents à deux mille sourds-muets présents dans les établissements nationaux et privés. On ne saurait donc se dissimuler davantage que les deux tiers de nos pauvres sourds-muets français restent encore privés de toute instruction, et sont plongés pour la plupart dans l'ignorance et la misère!

Tel est l'état déplorable de nos sourds-muets de France. Mais encore quelle consolation si nos églises protestantes avaient la moindre part du *peu* que l'on a fait jusqu'ici pour soulager les souffrances de ces malheureux! Hélas! quelle lacune à combler! quelles injustices à réparer! quels oublis à effacer! N'avez-vous donc jamais vu un de ces Lazares muets, couché devant vos portes et implorant, dans le silence de sa douleur, votre compassion et votre protection? Tels que le riche de l'Evangile, pourriez-vous jouir plus longtemps, ô protestants de France! de la profusion des lumières de la Réforme et de l'abondance des grâces de l'Eternel, sans laisser tomber un seul regard de pitié, une seule parole de consolation, sur ces milliers d'infortunés! condamnés par votre oubli à l'existence dégradante de vos brutes? Y avez-vous pensé, que nos Eglises recèlent, pour le moins, deux mille sourds-muets? et autant d'aveugles, déshérités pour la plupart de tous les priviléges d'homme et de chrétien, et refoulés, en véritables parias! dans le désespoir d'un abandon navrant? Lève-toi, ô Eglise de France! et viens ouvrir tes bras d'amour à mon pauvre peuple de sourds-muets, que je te ramène de la captivité du désert, abreu-

vés d'amertumes! accablés de tristesse! meurtris de douleurs!
et portant le deuil de la désolation !! Voilà vos frères, fils
de la Réforme! Soyez des imitateurs de Jésus-Christ! ouvrez
des entrailles de compassion à leurs sanglots! et laissez
pleuvoir la manne de consolations sur leurs âmes brisées!
Les derniers, soyez les premiers par l'ardeur de votre zèle,
la puissance de votre foi et la magnanimité de votre charité!

Nos populations protestantes occupent, excepté Paris, les
départements les plus ravagés par le surdi-mutisme. Notre
évaluation approximative de deux mille sourds-muets n'a
donc rien d'exagéré, et est plutôt au-dessous du chiffre
réel! Il ressort des tableaux statistiques que la France
compte en moyenne un sourd-muet sur douze cents
habitants! Or, la plupart des centres protestants présentent
malheureusement les proportions les plus mauvaises :

| | | | | | |
|---|---|---|---|---|---|
| Le Haut-Rhin compte | 1 sourd-muet sur | 691 | habitants et un total de | 715 | s.-m. |
| Le Bas-Rhin. . . . | 1 | — | 748 | — | 785 — |
| Les Hautes-Alpes. . | 1 | — | 776 | — | 170 — |
| L'Isère.. . . . . . | 1 | — | 802 | — | 752 — |
| Le Gard. . . . . . | 1 | — | 910 | — | 450 — |
| Les Basses-Alpes. . | 1 | — | 927 | — | 164 — |
| Le Doubs.. . . . . | 1 | — | 1,059 | — | 280 — |
| La Drôme. . . . . | 1 | — | 1,064 | — | 307 — |
| L'Ardèche. . . . . | 1 | — | 1,200 | — | 322 — |
| L'Aveyron. . . . . | 1 | — | 1,235 | — | 319 — |
| L'Hérault.. . . . . | 1 | — | 1,474 | — | 263 — |
| La Charente-Infér.. . | 1 | — | 1,511 | — | 311 — |
| La Seine . . . . . | 1 | — | 2,480 | — | 575 — |
| etc. | | | | | |

La statistique de la cécité révèle un état de choses qui
n'est pas moins affligeant :

| | | | | | |
|---|---|---|---|---|---|
| L'Hérault compte. . | 1 aveugle sur | 572 | habitants et un total de | 682 | aveugles. |
| Le Gard. . . . . | 1 | — | 663 | — | 615 — |
| Les Hautes-Alpes. . | 1 | — | 717 | — | 184 — |
| Les Basses-Alpes.. | 1 | — | 835 | — | 182 — |
| Le Doubs. . . . . | 1 | — | 888 | — | 334 — |

| | | | | | |
|---|---|---|---|---|---|
| L'Aveyron. . . . . | 1 | — | 947 | — | 416 | — |
| La Seine. . . . . | 1 | — | 959 | — | 1,482 | — |
| L'Ardèche. . . . . | 1 | — | 1,019 | — | 379 | — |
| Le Bas-Rhin. . . . | 1 | — | 1,093 | — | 537 | — |
| La Drôme. . . . . | 1 | — | 1,134 | — | 288 | — |
| L'Isère. . . . . . | 1 | — | 1,138 | — | 531 | — |
| La Charente-Infér. . | 1 | — | 1,172 | — | 401 | — |
| Le Haut-Rhin. . . | 1 | — | 1,185 | — | 417 | — |
| | etc. | | | | | |

Le sein de nos Eglises protestantes recèle donc une réserve annuelle de soixante-dix à soixante quinze jeunes sourds-muets atteignant l'âge de dix ans ; et à peu près quinze à vingt jeunes aveugles du même âge. En fixant pour le minimum la durée normale de notre enseignement de six années, nos établissements protestants devraient renfermer un contingent constamment présent de quatre cent cinquante sourds-muets, et de cent vingt aveugles.

La France protestante ne pourra donc penser s'acquitter de sa dette sacrée vis-à-vis de cette grande famille d'infirmes en fondant et soutenant ce premier et unique asile. La réalité de semblables misères lui impose le devoir de multiplier les moyens d'instruction en faveur de nos sourds-muets délaissés, et de les doter au moins de cinq vastes écoles : deux au Midi, une au Nord, une à l'Ouest, et une cinquième au Nord-Est. Chacune de ces écoles devrait renfermer une population constante de quatre-vingt-dix jeunes sourds-muets, et de vingt jeunes aveugles.

Tel est le vaste et nouveau champ de mission ouvert au concours de votre charité et confié à l'assistance de vos prières. En voici un humble commencement : à peine existons-nous un jour, que l'Eternel nous a déjà donné les plus précieux témoignages de son bon plaisir, et qu'il nous a fait entrevoir des hauteurs de la foi la terre promise à son pauvre peuple de sourds-muets. En avant donc, au nom du Seigneur ! avec qui nous franchirons les murailles de cette enceinte, pour porter la bonne nouvelle du salut à tous nos

sourds-muets affligés et délaissés. Aidez-nous, ô chers frères!
à parcourir notre lice et à consommer notre ministère! Ac-
ceptez notre vie en holocauste pour le salut de ces milliers
d'infortunés : nous n'avons, hélas! d'autre bien à leur offrir!

En appliquant ces données statistiques tout spécialement
au département du Gard, nous saurons mieux apprécier la
portée directe et locale de l'établissement que vous venez
d'inaugurer.

Le Gard renferme, d'après le dernier recensement officiel :
quatre cent cinquante sourds-muets, et six cent quinze
aveugles.

En n'évaluant sa population protestante qu'à un tiers, nos
Eglises réformées du Gard recèlent dans leur sein cent cinquante sourds-muets et deux cent cinq aveugles, c'est-à-dire
un total de trois cent cinquante-cinq membres infirmes et
délaissés. Pour que cet asile réponde aux besoins réels et
pressants de ce seul département, il est de première nécessité
que ses moyens lui permettent d'admettre, chaque année,
huit à dix nouveaux candidats et d'instruire un contingent
fixe de cinquante à soixante élèves, appartenant, nous le
répétons, uniquement aux Eglises du Gard.

C'est à vous, amis et bienfaiteurs de cette œuvre! c'est à
vous, MM. les pasteurs du Gard! à vérifier l'exactitude de
ces chiffres. Allez d'ici, le cœur plein de compassion, déter-
rer dans nos communes vos pauvres sourds-muets, oubliés
et abandonnés! Allez les arracher à l'ignorance et à l'abrutissement, et empressez-vous de les envoyer au milieu de
cette jeune famille, accompagnés de vos bénédictions! et dotés
de la sympathie efficace des fidèles !

Encore une dernière parole amie, mes frères! Savez-vous
ce que vous venez de faire? êtes-vous venus ici pour consacrer une simple maison de charité à l'Eternel? Non! non,
ces murailles sont trop basses pour l'élévation de vos pensées!
cette enceinte est trop étroite pour la latitude de vos cœurs!
embrassant dans une seule étreinte d'amour ce peuple op-
primé tout entier. L'inauguration de cet asile, c'est l'inaugu-

ration de la réhabilitation des sourds-muets protestants de
France! Tel est le caractère auguste de cette fête de famille ,
de cette *fête nationale !* Tel est l'acte solennel que vous venez d'accomplir au nom de l'Eglise réformée de France !

Vous vous êtes constitués les *parrains* de l'enfance de cette
œuvre. — Vous avez promis votre protection aux faibles, et
vous avez juré fidélité à la sainte cause des orphelins ! L'avenir de nos sourds-muets protestants dépend de cet humble
début, de cette noble et généreuse initiative ! Vous pouvez
hâter ou retarder le jour de délivrance de toute une famille
de captifs et d'opprimés ! Ouvrez donc votre bouche en faveur
du muet, et pour le droit de ces deux mille infortunés qui
s'en vont périr ! Marchez, Eglises du Gard, mais marchez
avec foi. L'Eglise de France vous demandera compte de l'ad-
ministration de son bien ! Six mille années de souffrances et
d'injustices sont derrière vous et vous poussent en avant vers
l'avenir et le progrès. Et vous tremblez devant l'inconnu de
cet avenir? L'avenir, c'est l'amour ; et vous auriez peur de
trop aimer. L'amour, c'est Dieu; et vous oseriez mettre des
bornes à l'Eternel. Ah! quelle épreuve amère! si au lieu de
susciter par ses entrailles d'amour paternel de nombreux
dévouements et de fidèles missionnaires en faveur de sa sainte
cause, cette maison devait jamais traîner, par votre incré-
dulité détestable, une enfance chétive, et se mourir d'une
mort de langueur prématurée, par votre lâcheté coupable !
Quelle douleur navrante si les chefs et fondateurs de cet
asile devaient jamais fermer l'oreille à la voix grave et sévère
de la vérité et de la justice, à l'appel miséricordieux de la
charité chrétienne ! Quel mal ! oh ! quel affreux mal ! si en
marchant comme des aveugles, par les honteux tâtonnements
d'une foi sans vie et sans sève, cette œuvre devait mourir
entre vos mains, et si notre pauvre peuple de sourds-muets
devait retomber, peut-être pour un siècle de plus, dans l'esclavage du péché et dans le désespoir de la mort !...

A votre voix, mes frères, deux mille infortunés pourront
ressusciter de la mort, recouvrer la parole, reconquérir

leurs droits de citoyens, respirer la vie éternelle ! L'avènement du christianisme parmi ce peuple captif, telle est la
grandeur et l'excellence de cette fondation charitable. Et
vraiment ce serait profaner l'œuvre des sourds-muets, que
vous aimez déjà comme des enfants adoptifs et chéris de
l'Eglise réformée de France, si nous voulions encore la *re-
commander* au concours de votre charité. Revêtue du sceau
divin de la foi, cette œuvre *commande* la sympathie de toutes les âmes généreuses et le dévouement de tous les cœurs
chrétiens. C'est là que résident sa force et son avenir; car
l'amour du prochain ne serait plus l'amour de Dieu, s'il ces-
sait un instant d'être le premier commandement du code
chrétien.

Venez donc, mes frères, oh ! venez répandre sur cette
maison le parfum de grand prix de cet amour qui ne cherche
point son propre profit et qui expose sa vie pour les autres.
Laissez-nous éterniser cette journée bénie en faisant reposer
l'œuvre rédemptrice de nos sourds-muets protestants de
France sur la charité qui croit tout, qui espère tout et qui
ne périt jamais. Notre foi ne serait qu'une vaine science si
nous ne savions apprendre à parler que les langues des
hommes à nos pauvres sourds-muets, et cette fondation ne
serait qu'une œuvre morte et maudite si ses murs glacés ne
faisaient que résonner comme l'airain. Le Seigneur nous a
donné de quoi parler. Et bientôt, oui, bientôt, les langues
déliées de ces milliers d'infortunés exalteront avec nous le
nom de l'Eternel et raconteront les merveilles de sa grâce. Et
la bouche remplie de sa louange, ces rachetés du Sauveur
annonceront chaque jour sa délivrance et publieront ses bienfaits ! Que cet humble asile soit donc une demeure de la sain-
teté de l'Eternel et que notre peuple de sourds-muets soit son
peuple, et que Dieu lui-même soit leur Dieu, et qu'il reste
à jamais avec eux !

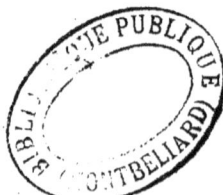

## DU MÊME AUTEUR :

**De l'Éducation morale et religieuse** des jeunes Sourds-Muets au sein de leurs familles. Brochure in-18. Paris. Meyrueis et Cⁱᵉ.

### SOUS PRESSE :

**Du Développement intellectuel** des jeunes Sourds-Muets au sein de leurs familles.

**Esquisse géographique** de la Surdi-Mutité en France.

.

www.ingramcontent.com/pod-product-compliance
Lightning Source LLC
Chambersburg PA
CBHW071440200326
41520CB00014B/3774